Les 33 Lois de Tennis:

33 Lois Pour Evoluer Votre Jeu

Par

Joseph Correa

TABLE DES MATIÈRES

Les 33 Lois de Tennis:

33 Lois Pour Evoluer Votre Jeu

Par

Joseph Correa

À PROPOS DE L'AUTEUR

Bonjour, je m'appelle joseph correa, je suis formateur et enseignant du tennis depuis plus de 15 ans. J'ai été joueur professionnel de tennis pendant plusieurs années, mais maintenant, je suis un entraîneur professionnel certifié USPTR.

Durant des années de compétition et de formation dans le milieu du Tennis professionnels et entouré de personnels comptés parmis les meilleur du monde du tennis, j'ai realisé que la plupart des joueurs peuvent bien réussir les compétitions en s'appuyant seulement sur une bonne formation physique, et psychique.

Pour cela j'ai pour vous une édition composée de DVD et de livres basés sur des techniques prouvées scientifiquement, des exercices et des stages primordials, qui doivent être appliqués en pas à pas pour bien atteindre vos objectifs.Grâce à ces supports pédagogiques, j'ai aidé des centaines de joueurs de tennis amateurs et professionnels a atteindre des résultats physiques et psychiques de plus en plus progressifs, ce qui a améliorer a courte terme, leurs rendement et leurs efficacité dans le terrain.

Ces formations théoriques mais également pratiques vont vous guidez dans les raccourci de la réussite et la gloire en tennis, amusez-vous bien, et n'oublier pas de partager ces leçons et ces idées avec vos proches.

INTRODUCTION

Apprendre à maîtriser l'aspect mental du tennis a toujours été une partie difficile du jeu. Certains joueurs ont simplement décidé de ne pas s'entrainner mentalement ou tout simplement l'ignorer ce qui est une grosse erreur. Il est dit que la victoire dans le tennis est de 80 - 90% MENTALE ! Il suffit de prendre en compte que les points clés d'un match de tennis comme le point de rencontre, point de jeu, des points de rupture, et les points de consigne, ont toutes les situations crutial qui peuvent décider l'issue d'un concours particulier. Alors pourquoi la plupart des gens sautent l'ENTRAÎNEMENT MENTAL ? Prenez en compte que, en moyenne, un match de tennis dure 1 heure et 30 minutes. Mise au point d'une telle longue période de temps n'est pas une tâche facile, mais avec des bons concepts et les bonnes idées vous pouvez y rendre les choses plus abordables. Commencer à lire et mettre en pratique les concepts et les idées contenues dans ce livre afin que vous puissiez profiter au maximum de votre jeu et gagner plus souvent. Pour plus de superbes vidéos de tennis et des livres, aller à tennisvideostore.com

LOI 1

CONNAÎTRE VOTRE ADVERSAIRE :

Connaître vos adversaires avant les matchs est extrêmement important. Ils ont probablement déjà su plus sur vous que vous ne pouvez imaginer et Si c'est le cas, vous devriez faire le tour et poser des questions sur le joueur que vous allez jouer contre. Vous pouvez demander à des amis, anciens adversaires, coéquipiers, n'importe qui peut donner des informations sur votre adversaire. Cette information est seulement utile avant le début du match, après vous aurez apprendre le reste sur le terrain. Même si votre adversaire ne cherchait pas au propos de votre style de jeu, il faut le faire toujours.

Il y a deux principales raisons pour lesquelles il est bénéfique pour repérer votre adversaire : Le premier est parce que vous serez en mesure d'analyser ses forces et ses faiblesses, ce qui vous permet de décider quelle stratégie fonctionnera le mieux dans le match. La deuxième raison est que vous aurez le temps de répéter le match dans votre esprit avant même d'entrer au terrain de tennis. Un autre mot également utilisé pour ce genre de pratique mentale est « La visualisation». Vous pouvez pratiquer les coups et les stratégies que vous souhaitez utiliser, dans votre esprit et ça va vous aider à ne pas être fatiguer physiquement lors du match.

Le tennis de haute gamme dépend fortement de cette pratique. Beaucoup de gens font des rêves sur leur match et comment ils vont jouer et ne réalisent pas qu'ils ont visualisés leur match. Quand vous savez comment votre adversaire joue, ce qu'ils aiment et n'aiment pas faire, leurs capacités mentales et physiques, vous pouvez générer un plan de match très précis. Les Capacités mentales signifient juste comment leurs forces mental orientent leurs jeu. Les Capacités physiques signifient la façon dont ils ont préparés à rivaliser physiquement. Peut-être votre adversaire vous espionne et sait comment vous jouer. Il a l'avantage sur vous si vous ne fait pas la même chose. La meilleure chose que vous pouvez faire avant un match commence est être préparé. Apprenez à connaître

votre adversaire.

LOI 2

LES MATCHS SE TERMINERONS QUAND ILS SERONT TERMINÉS :

Les matchs de tennis deviennent souvent des compétitions où les deux joueurs sont en attente de voir ce que l'autre va donner en premier. Heureusement pour vous un match peut être gagné, même si vous êtes à un point de perdre. Beaucoup de gens ont gagné après avoir été en retard de 6 / 0 6 / 0 0-40. C'est ce qui rend le tennis très compétitif. Vous devez être concentré jusqu'à la fin du match.

La confiance en soi a un grand rôle dans la compétition, car un concurrent mentalement faible peut être en avance dans un match, puis le perdre. D'autres fois, il peut être dans le match et ne pas faire un effort pour revenir ou au moins avoir un esprit compétitive jusqu'à la fin de la rencontre. Beaucoup de joueurs ont appris à ne pas laisser les dernières circonstances affectent leurs matches d'une manière négative. Un bon joueur va se battre jusqu'à la fin car il peut revenir et gagner le match malgré le score. Autres bons compétiteurs, ces ceux qui savent comment ne pas laisser l'adversaire revenir dans le match et enfin en finir avec eux. Finition d'un match et revenir au score sont quelques-unes des choses les plus difficiles à accomplir dans n'importe quel niveau de jeu. Assurez-vous de vous rappeler que " le match se terminera, quand il sera terminé " afin que vous puissiez devenir un concurrent redouté par les autres et connu pour votre persévérance.

APPLICATION

Avec votre partenaire, jouez une partie de tennis en commençant chaque manche avec un 4/0 ou 5/0 et essayez de revenir au score et gagner la partie. Alternez avec votre partenaire d'entraînement après chaque match joué, Vous devez jouer de nombreuse partie pour s'habituer à cette mentalité.

LOI 3

PRÉPAREZ-VOUS AU SUCCÈS :

Le succès vient à ceux qui sont prêts pour et comme dans la vie ça doit être votre mentalité sur le terrain de tennis. Certains joueurs mettent leurs vêtements, casquette et prennent quelques balles et une raquette, et au terrain ils frappent seulement quelques couple de balles. Beaucoup de gens n'ont que quelques minutes pour se préparer à une séance d'entraînement ou un match et leur comportement semblent tout à fait raisonnable pour le court laps de temps qui est à leur disposition.

Mais, prenons une autre approche de la préparation. Faire d'abord une liste des besoins en matériel et cochez toutes les choses que vous devez avoir au terrain. Quand vous avez ce qui est primordial vous serez préparé mentalement pour la compétition et par la suite vous obtenez un bon échauffement. Ceci est juste un aperçu général d'un plan de préparation de base qui compte toutes les choses de base dont vous aurez besoin sur le terrain avant d'entrer.

Ce ne sont que quelques-uns, vous pouvez ajouter d'autres choses si vous le souhaitez. Certaines de ces choses peuvent sembler idiot, mais vous ne savez jamais comment vous vous sentirez désespéré lorsque vous ne les avez pas. Protégez-vous d'avoir de mauvais moments, par avoir les bons outils pour votre travail. Ne soyez pas trop fier pour demander à quelqu'un de l'aide, même votre adversaire. Nous avons tous été dans ces situations douloureuses et de savoir comment il se sent.

Maintenant que vous avez votre équipement prêt, mettez votre esprit sur la tâche à accomplir. Certaines personnes aiment visualiser, d'autres s'encouragent en parlant à eux-mêmes, et beaucoup d'autres écoutent de la musique pour se détendre. Certains aiment à regarder le tennis à la télévision ou sur le terrain. Tout le monde a une approche différente de se préparer pour un match et obtenir une meilleure préparation mentale. C'est une partie très importante de l'entraînement pour un match. C'est une tâche à Ne pas prendre à la légère.

Si vous voulez jouer au tennis pour de nombreuses années, optez un bon échauffement avant chaque entraînement et chaque match. Vous ne pouvez pas imaginer les avantages de l'échauffement correct.

Commencez par quelques étirements, ce qui va rendre vos muscles à devenir élastique. Ensuite, faire du jogging pendant quelques minutes. Vous pouvez faire du jogging dans le même endroit ou dans une certaine zone, aussi longtemps que vous obtenez votre corps échauffé. Après cela, faire un peu de mini-tennis en s' éloignant progressivement du filet jusqu'à ce que vous arrivez à la zone arrière où vous pouvez augmenter lentement la vitesse de la balle .

LOI 4

GARDEZ UN VISAGE DE POKER :

On est tous d'accord que certains des meilleurs joueurs de poker dans le monde sont ceux qui peuvent garder le même visage , lorsqu'elles sont servis de bonnes ou de mauvaises cartes . Cela peut sembler étrange pour certains à croire mais c'est particulièrement vrai dans le tennis. Avez-vous remarqué comment les joueurs les plus difficiles à battre à garder un visage impassible aux émotions ou le changement dans leurs gestes ? Cela peut être frustrant pour les gens qui aiment voir leurs adversaires se lamenter et jettent leurs raquettes quand ils fonctionnent mal ou quand ils perdent un point crucial. Les joueurs de visage de poker sont des concurrents difficiles parce qu'ils ne transmettent pas leurs véritables sentiments sur le terrain. Même lorsqu' ils désespèrent pour gagner, ils préfèrent montrer la concentration et le calme. Ne pensez pas qu'ils n'ont pas d'émotions ? Si, mais ils les ont juste cachés pour le moment. Essayez cette approche pour devenir un meilleur joueur. Peut-être que vous effectuez mieux quand vous montrez vos émotions et c'est très bien, mais pour quelqu'un qui veut essayer quelque chose de nouveau, c'est un bon début. Vous pouvez changer la façon dont vous percevez le tennis. De grandes choses peuvent se produire lorsque vous vous concentrez sur la tâche à accomplir et lorsque vous êtes calme et impassible, vous améliorez considérablement votre concentration. Gardez un visage de poker lorsque vous jouez pour voir qui est bluffant et qui a vraiment ce qu'il faut pour gagner.

LOI 5

CACHEZ VOS FAIBLESSES, EXPLOITEZ LES SIENS :

Avez-vous remarqué comment certains joueurs semblent être parfaits sur le terrain ? Pourquoi personne n'a perturbé leur manière de jouer ? Peut-être qu'ils sont bon à cacher leurs jeu aux autres, des Choses qui ne veulent pas que vous sachiez, comme une faiblesse ? Si vous ne connaissez pas leur faiblesse, où allez-vous attaquer ? Dans un match, un joueur est désavantagé quand il ne sait pas la faiblesse de l'adversaire.

Avant le début du match, essayez de savoir les faiblesses de votre adversaire et comprenez comment vous pouvez les exploiter. Demandez à d'autres joueurs et amis s'ils connaissent cette personne. Vous pouvez même regarder sur Internet sous le nom de ces joueurs et de voir quelles sont les informations utiles pour vous. Si personne ne connaît cette adversaire, trouvez vous-même ses faiblesses au début du match. Frappez à leurs coups droits, leurs revers. Après cela, mélanger des coups de hauteur et des coups lifté ou à effet. Vous finirez par trouver quelque chose qu'ils font plus faible que le reste de leur jeu.

Par exemple, quand vous avez un revers faible, apprenez à courir juste après votre revers et frappez un coup droit. Un autre exemple pourrait être si votre faiblesse est votre mauvaise condition physique et vous ne voulez pas des longs échanges à partir de la ligne de base, dans ce cas, il est préférable d'attaquer le filet ou garder les jeux courts. De cette façon, vous cachez vos faiblesses et vous exploiter les siens.

APPLICATION

Demandez à votre partenaire d'entraînement d'attaquer votre faiblesse avec ses bons coups. Au début, vous serais mal à l'aise, mais cela vous aidera à surmonter ces situations dans un match. Ensuite, inversez la pratique avec votre partenaire, c à d, vous jouez sur ses faiblesses en utilisant vos meilleurs coups, cela vous donnera une meilleure compréhension de la façon dont vos meilleurs coups sont exécutés et les améliorations nécessaires que vous devez travailler sur. Et cela Vous apprendra à jouer la défense et l'attaque.

LOI 6

CELUI QUI FRAPPE LE DERNIER COUP DEDANS, GAGNE :

Il y a certains philosophies doit être appliquées par rapport à comment le tennis doit être jouée. Le plus simple possible est " celui qui obtient la dernière balle dedans, gagne". Lorsque la balle va au filet ou en dehors des lignes du jeu, vous perdez le point. Et quand vous gardez la balle, vous gagnez. Cela peut sembler très élémentaire, mais quelques-unes des choses les plus difficiles à accomplir sont parfois ceux élémentaires.

APPLICATION

Pour atteindre cette loi, pratiquer la cohérence. Obtenez 10 balles régulièrement au-dessus des filets et dedans les lignes de jeu et Lorsque vous avez terminé 10, s'efforcer à 20. Décidez de ce que votre objectif sera et s'efforcer d'obtenir. Par exemple, mon objectif pour ce mois-ci est d'obtenir au moins 100 balles avec mon partenaire. Lorsque cela a été réalisé, vous pouvez commencer à être spécifique à la zone, la hauteur et l'effet avec laquelle vous frappez.

LOI 7

SOYEZ FIDÈLE À VOUS-MÊME :

Dans des matchs serrés, nous recevons tous l'envie d'appeler une balle quand il est près de la ligne. Avez-vous entendu parler du proverbe « en cas de doute, appelez-le " ? Bien sûr, cela n'est pas éthique ou correcte. Ne laissez pas la pression du moment que vous vous soyez un joueur injuste. Si c'est un appel à proximité et vous n'êtes pas sûrs à ce sujet, répéter le point. C'est la bonne chose à faire. Vous économisez beaucoup de temps et des discussions animées. Soyez fidèle à vous-même. Appelez la balle comme vous la voyez. Vous vous sentirez beaucoup mieux dans votre peau et être respecté par les autres.

APPLICATION

Regarder un match et essayer d'appeler la balle dedans ou dehors dans votre tête, mais pas à haute voix. De cette façon, vous pratiquerez ces plans le plus souvent, même lorsque vous ne jouez pas. Après un certain temps, vous saurez instinctivement si une balle est bonne ou mauvaise.

LOI 8

CELUI QUI ATTAQUE EN PREMIER, FRAPPE DEUX FOIS :

Â chaque fois que vous attaquez à un jeu et que vous serez en avance, vous aurez des meilleures options pour finir le jeu. En d'autres termes, lorsque vous attaquez, vous serez en mesure de continuer à être offensant (la plupart du temps). Ne pas attendre que les choses arrivent. Faite votre mieux pour être celui qui mène au score. Apprenez à être proactive et non réactive. Une personne proactive agit à l'avance pour faire face à une difficulté prévu. Une personne réactive répond à un stimulus. En tennis réagir à des choses qui arrivent sur le terrain est normal. Lorsque vous apprenez à être proactif, vos chances de gagner augmentent de plus en plus. Prenez le contrôle du jeu menez en premier afin que vous pouvez frapper deux fois.

LOI 9

SOYEZ UN SIMULATEUR POUR GAGNER :

Beaucoup de gens et dans des situations de pression, pensent qu'ils n'ont pas la confiance ou le courage de gagner un match. Pourquoi ne pas devenir un acteur sur le terrain de tennis et jouer le rôle du joueur confiant ou courageux ? Simulez et vous gagnerez plus souvent que vous ne le pensez. Choisissez la façon dont vous voulez être vu dedans et dehors du terrain. Puis agir comme la personne que vous voulez être. Vous vous sentirez un peu bizarre au début, mais vous pouvez s'habituer à ça avec un peu de pratique. Certaines personnes ne comprennent pas l'importance de l'image que vous exercez dans le terrain.

Un exemple de cela pourrait être si vous avez joué à un très long premier jeu et vous êtes très fatigué. Votre adversaire se penche également fatigué, mais vous pouvez se comporter d'une manière énergique et positive. Leurs faire croire que vous pouvez le faire pendant encore deux manches. Cela peut être très démoralisant pour tout le monde. Ils prendront un coup d'oeil à vous et remarquent qu'ils n'ont aucune chance (même si dedans vous vous sentez tout aussi fatigué). Votre adversaire décide qu'il ne peut pas gérer une deuxième manche avec quelqu'un qui ne semble pas se lasser et choisit de renoncer. Être un bluffeur va sûrement améliorer vos chances de gagner. Tous les acteurs travaillent très dur pour parfaire leur image. Ils savent que leur succès dépend de cela. Peut-être que vous ne gagnerez pas un "Oscar" pour votre performance, mais vous gagner beaucoup plus de matches.

LOI 10

FAIRE TOMBER LES MURS :

Chaque joueur de tennis a son propre château pour se protéger les murs s'opposent aux ennemis pour ne pas être briser, Mais si ces murs sont faiblement construits, il ya très peu d'espoir pour que ce château persiste. Les murs de certains joueurs de tennis sont leur service ou leurs coups droits. D'autres ont la vitesse ou la patience comme murs. Lorsque vous briser le mur d'un joueur et que vous avez une porte ouverte, attaquez alors ces coups les plus faibles. Apprenez à " abattre les murs " et vous gagnerez beaucoup de batailles.

APPLICATION

Demandez à votre partenaire d'entraînement qu'il jouent agressivement et prenez la défense. En d'autres termes, votre partenaire d'entraînement va attaquer et essaye de finir le jeu alors que vous vous garder la balle en jeu en attente qu'il manque son coup. Une fois chaqu' un de vous deux à améliorer son niveau Maintenant, vous devenez le joueur agressif et lui devient le joueur défensif. De cette façon, vous apprendrez à faire tomber ces murs et de faire progresser à partir des territoires faibles. N'oubliez pas que vous travaillez vers le désarmement de vos adversaires d'une manière ou d'une autre.

LOI 11

APPRENEZ DE CHAQUE MATCH :

Les erreurs sont justifiées lorsque vous apprenez comment les corrigés. Ne pas prendre l'habitude de faire des fautes directes et ne jamais apprendre comment les corrigés. Cela vous sous estimera dans le match de compétition. La meilleure façon de visualiser les fautes directes est aussi un processus d'apprentissage qui prendra du temps et de la patience. Gardez la fixation et la correction tout au long de vos entraînements et vos matchs et cela va rendre votre niveau de tennis en évolution positive continu. Chaque match nous dit quelque chose. C'est un moment d'éveil où nous devons ouvrir les yeux et voir ce que nous devons faire. et donc, beaucoup de savoir peut être accumulée par l'expérience. Écrire ce que vous avez fait de positif comme du négatif après chaque match et le lire avant chaque match vous permet de rester en évolution progressive.

Prenez cet exemple de journal et remplissez-le après chaque match :

DATE :

ADVERSAIRE :

TOURNOI :

ÉVALUEZ-VOUS ENTRE 1-10 :

(10 étant votre meilleure performance)

CE QUE J'AI FAIT DE POSITIF DANS LE MATCH :

CE QUE J'AI FAIT DE NEGATIF DANS LE MATCH :

CE QUE J'AI APPRIS :

CE QUE JE DOIT FAIRE POUR APPLIQUER CE QUE J'AI APPRIS :

Plusieurs fois, nous n'apprenons pas de nos erreurs parce que nous ne sommes pas rappelés de ces erreurs. Rappelez-vous de toutes les petites choses que vous devez faire pour continuer à améliorer et à obtenir vos objectifs. Pour cela lisez vos journaux au moins une fois en semaine et avant chaque match.

LOI 12

ACQUÉRIR DES NOUVEAUX CONNAISSANCES :

Balle de tennis + Raquette + Connaissance = Succès

Soyez modeste et demandez de l'aide. Beaucoup de pro de tennis seront heureux de vous aider si vous les demandez. Gardez à l'esprit que certains sont plus spécialisés dans certains domaines que d'autres. Sachez ce que vous voulez améliorer ou apprendre pour vous aider. Vous gagnerez beaucoup plus de temps à apprendre de leurs erreurs, au lieu de refaire ces mêmes erreurs pendant un match. Et n'oubliez pas aussi que les informations sur les différents sujets sont disponibles dans les livres de tennis, des magazines, des vidéos et sur Internet.

Plus vous maximisez votre savoir plus vous pouvez être créatif dans votre jeu. Vous serez beaucoup mieux à la prise de décisions lorsque vous avez plus d'informations pour décider sur.

LOI 13

CONNAÎTRE LES RÈGLES :

Il est très utile de savoir ce que les règles du tennis sont. Certaines personnes ne réalisent pas les avantages que peut être obtenu en connaissant :

Dimensions du terrain

Règles à un adversaire

Règles de Duo

Règles en duo mixte

Raquettes

Balles

Le let

Ordre de servir

Entraînement

Règles de tennis en fauteuil roulant

LE SAVIEZ-VOUS ?

Saviez-vous que le filet est un peu court au centre ? Et saviez-vous que lorsque vous jouez dans la zone croisée, vous êtes réellement entrain de frapper un coup fort à pourcentage dedans (Un tir qui aura un pourcentage plus élevé d'aller dedans les lignes.) la distance de la zone croisée est supérieure à la distance en bas de la ligne ? Comme vous pouvez le voir, les règles du tennis peut être très utiles lorsque vous voulez jouer plus pro et plus efficace.

APPLICATION

Obtenir une copie de livre de règles de vos associations de tennis et de regarder au-dessus pour voir combien de nouvelles choses que vous avez appris. Regardez la section sur là le temps que vous avez entre les jeux, les manches et les matchs. Alors profitez de cette connaissance. Préparez-vous chronomètre entre les jeux et les changements de côtés afin que vous puissiez devenir habitué aux courtes périodes de temps que vous aurez en compétition. Aussi entraînez-vous à jouer des jeux et ensuite reposez au maximum 30 secondes. Travaillez sur votre condition physique. Cela vous aidera à garder avec le rythme que vous désirez conserver dans un match.

LOI 14

CONSTRUISEZ VOTRE ÉCHIQUIER :

Le tennis est comme un échiquier, vous devez mettre les pièces dans les tous bons endroits. Lorsque vous positionnez dans le bon endroit et au bon moment, vous vous retrouvez le coup idéal à frapper. Les choses ne se produisent pas comme vous provisionnez alors Soyez prêt à improviser.

APPLICATION

Tout d'abord, s'attacher à faire tous les coups de base. Lorsque vous avez accompli ce devoir, mélangez différents plans et coups dans différentes situations. Cela vous aidera à construire votre plan de match pour chaque match

Pratique # 1

Alternez les coups liftés et slicé avec votre coup droit. Essayez de ne pas répéter deux fois le même spin. Seul votre partenaire de frappe peut frapper avec le même modèle de spin. Quand vous pouvez faire aussi bien sur le côté coup droit, faire la même chose avec le revers. Puis laissez votre partenaire faire la même chose que vous avez faite.

Pratique # 2

Un joueur frappe croisé tandis que l'autre frappe la ligne des coups droits. Le motif réalisé par les coups doit avoir la forme d'un huit (8). Lorsque vous avez terminé cette pratique, changer les rôles entre vous.

LOI 15

TROUVER LE MODEÈLE :

Beaucoup de joueurs ont appris à jouer au tennis d'une manière que peut être souvent prévisible. Ils apprennent à frapper la balle à un endroit encore et encore. Ils apprennent aussi à faire certaines choses dans des jeux spécifiques comme la balle de rencontre ou balle de manche. Si vous apprenez ce que leur modèle est, vous pouvez prédire ce qu'ils vont faire. Lorsque vous apprenez à déchiffrer le motif d'une personne, il ne sera pas en mesure de vous surprendre. Son jeu sera vulnérable de tel sorte que vous saurez où la balle va et ce que vous allez faire pour profiter de cette situation.

Vous n'avez pas besoin d'être un mathématicien pour apprendre à trouver des modèles. Regardez quelques matchs de tennis dans votre quartier ou à la télévision. Essayez de trouver différents modèles de jeu en chaque jeu, manche, ou même dans tout le match.

LOI 16

UN PION PEUT FAIRE ÉCHEC ET MATT AU ROI :

Aux échecs, vous vous retrouverez souvent dans des situations où vous devez utiliser vos morceaux les plus faibles pour gagner. En tennis cela arrive souvent. Il est très difficile de se réveiller chaque jour et jouer de votre mieux. De temps en temps, vous jouez un match quand votre tennis n'est pas à son meilleur et c'est là que ça compte le plus pour faire ressortir le champion en vous. Gagner quand vous effectuez à un niveau inférieur de tennis que vous êtes habitué à est tout un défi , mais c'est là que vous vous séparez du reste . Être victorieux dans le meilleur et le pire des temps.

APPLICATION

Jouer un match où votre partenaire d'entraînement attaque votre faiblesse avec son ou ses coups les plus armés. Pour ce faire, pas plus de quarante-cinq minutes, puis passé. Après que chacun d'entre vous a terminé au moins deux manches, jouer à des points de pratique dans lequel vous pouvez frapper où vous voulez et voir comment vous vous sentez quand vous pouvez revenir avec des bon coups de votre côté le plus faible.

Jouer un match de compétition avec quelqu'un d'autre que votre partenaire d'entraînement. Comparez votre performance à celle des matchs passés où votre faiblesse était la cause de votre perte. Vous remarquerez que vous avez beaucoup plus de confiance dans votre côté le plus faible qu'auparavant. Cela vous aidera à gagner des matches difficiles, même lorsque vous ne jouez pas à votre meilleur niveau. Il existe d'autres techniques qui peuvent être utilisés pour différentes circonstances, mais c'est un bon début.

LOI 17

CONSTRUIRE UNE BASE :

Dans la vie, nous avons habituellement des plans différents pour les mêmes objectifs. Nous avons un plan A et si le plan A ne se passe pas comme prévu, nous utilisons un plan B. Quand le plan B ne se passe pas comme prévu lui aussi, nous utilisons un plan C. C'est ce qu'on appelle la construction d'une base stratégique. En tennis, vous pourriez avoir à changer votre jeu prévu plusieurs fois en une seule partie. Il est important d'avoir une stratégie de base ou d'une stratégie, que nous pensons être la bonne, adapté à l'adversaire que vous jouez contre. Construire une base et quand vous avez fait cela, penser à des stratégies alternatives qui peuvent être utilisées si quelque chose va mal.

Évidemment, vous aurez le plan A qui est votre meilleure stratégie de jeu ou votre jeu est plus à l'aise. Maintenant, vous devez décider quel plan sera votre plan B. Si votre plan est fondé sur les battants gagnants de la ligne de base, votre plan B pourrait être d'attaquer le filet. De cette façon, vous accélérez le rythme de lecture. Enfin, le plan C pourrait bien être de garder la balle en jeu et en attente de votre adversaire à faire des erreurs. Cela va ralentir votre rythme de lecture.

Si quelque chose ne fonctionne pas pour vous, essayez d'aller de votre plan A au plan B. Si le plan B n'est pas la SOLUTION, essayez un plan C. Ayez toujours au moins trois stratégies alternatives que vous pouvez retomber sur, mais d'abord construire Votre base est le plan avec lequel vous commencez à chaque match. Il est généralement celui qui vous a donné les meilleurs résultats dans le passé et que vous vous sentez plus à l'aise.

LOI 18

NE FAITES PAS GÂTER CE QUE VOUS AVEZ FAIT DE MIEUX:

La façon la plus logique de gagner est grâce à l'utilisation de vos coups arme. Mais lorsque vous utilisez une arme trop souvent votre adversaire devient habitué. Cela devient dangereux pour vous. Il est bon de garder vos adversaires deviner vos coups. Utilisez votre arme, autant que possible, mais mélanger d'autres coups de feu pour les garder hors d'équilibre. Ne vous s'habituer pas à voir le même modèle ou le même coup beaucoup trop souvent. Devenez imprévisible.

APPLICATION

Une bonne façon d'apprendre ou d'améliorer la façon dont vous mélangez vos coups est d'être précise dans votre pratique. Jouer des points avec votre partenaire d'entraînement où aucun d'entre vous ne sont pas autorisés à frapper le même coup deux fois. Dans un premier temps, le faire sans servir. Il suffit de commencer le point avec un tirage au sort. Un exemple pourra être:

Frapper un coup droit :

Puis lifté

Puis slicé

Puis plat

Profondément dans la cour avec lifté

Court dans le terrain et lifté

Profondément dans la cour et slicé

Court dans la cour et slicé

Frapper un revers :

et slicé

et lifté

Plat

Profondément dans la cour avec lifté

Court dans la cour et lifté

Profondément dans la cour et silcé

Court dans la cour et slicé

REMARQUE : Les coups peuvent être répétés aussi longtemps tant qu'ils sont alternés avec autres coups. Vous pouvez le faire aussi simple que vous le souhaitez. Lorsque vous devenez habituez, vous pouvez ajouter autant de coups que vous le souhaitez. Il est préférable de commencer à mélanger deux ou trois prises de vues différentes et ajouter graduellement plus avec le temps.

LOI 19

LE MENTALE EST AUSSI IMPORTANT :

Le tennis commence comme un jeu physique mais il tend vers un jeu plus mental. Les choses que notre corps physique ne peut pas faire, notre esprit peut les faire à plusieurs reprises. Le pouvoir de l'esprit est inimaginable. Les émotions et les pensées deviennent extrêmement important lorsque nous somme nerveux ou mal à l'aise en compétition. Notre corps va faire les choses, nous nous demandons parfois. «Pourquoi n'ai-je pas lever mon bras un peu plus haut et obtenir la balle au-dessus du filet ? » Ce que nous devons retenir, c'est que notre esprit contrôle notre corps et il est juste de faire ce que notre esprit a dit de faire. Les travaux sur le contrôle de vos émotions peuvent devenir de grands alliés en cas de besoin. La concentration est à la base de la concurrence. C'est une grande compétence qui peut être appris avec une certaine pratique. Il est l'un des choses les plus difficiles à maîtriser, mais très précieuse.

LOI 20

LES CADEAUX POUR LES ANNIVERSAIRES SEULEMENT :

La plupart d'entre nous savent combien il est important de ne pas abandonner les points dans un match et surtout quand il est serré. Nous donnons souvent des points cadeaux et par la suite nous nous font du mal au long terme .Il faut Réduire les cadeaux et les fautes directes dans la compétition et ne donnez des cadeaux que pour les anniversaires.

APLICATION

Une excellente façon de minimiser les points cadeaux est d'améliorer la consistance. La prochaine fois que vous entrez au terrain de tennis après avoir s'échauffer, il suffit de prendre une balle et de la gardé en jeu avec votre partenaire d'entraînement aussi longtemps que possible. Et habituez-vous à garder la balle en jeu dès le premier point. Quand vous pratiquez cela, compter combien de fois vous obtenez la balle dedans sans faute. Lorsque vous avez manqué la première balle après son maintien en jeu pendant un certain temps, choisissez un côté spécifique que vous voulez frapper dedans et faire le même exercice de cohérence. Par exemple : Croisez les coups droits avec liftés. Essayez de garder la balle en jeu aussi longtemps que possible sans manquer et puis notez le nombre de fois le ballon est allé dedans; Pour ce faire, pour chaque côté pratiquez-vous (coup droit et revers) et de le comparer avec votre prochaine jour de pratique. Vous devriez au moins faire avec ces exercices : coup droit croisé, revers croisé, coup droit, revers sur toute la ligne et revers coup droit sur la ligne.

LOI 21

AVOIR LE COEUR DE LION :

Les matchs de tennis et les tournois sont gagnés de plusieurs manières. Certains ont gagné, en ayant une compétence extraordinaire. D'autres ont gagnés, en étant en meilleure condition physique que les autres. La manière spécifiée dans la présente loi est sans doute l'attention le plus important et le moins payé de COEUR. Il a le pouvoir d'apporter notre niveau du tennis au parfait. Il peut vous faire devenir craindre parmi les concurrents. Le plus important de tous, il vous fera victorieux.

LOI 22

CHOISISSEZ VOTRE ARME :

Lorsque vous commencez à améliorer votre niveau de tennis, vous vous sentirez plus en contrôle. Ce contrôle est le début de votre spécialisation. Tout le monde a quelque chose qu'il fait mieux que le reste. C'est ce qui vous permet de contrôler le jeu par un ou tous ceux-ci: la puissance, le placement, l'effet et la cohérence. C'est ce qu'on appelle «arme». Le plus vous améliorez votre arme, le plus dangereux que vous allez devenir. Certains joueurs ont un service imprévisible. D'autres ont des coups droits ou revers puissants. Beaucoup gagne avec leur vitesse et leur athlétisme. Trouvez votre arme et renforcer son potentiel en créant une autre arme. De cette façon, vous aurez deux armes et devenir un double menace pour les autres.

LOI 23

LA PERFECTION PAR IMITATION :

Certains des plus grands artistes de tous les temps ont commencé en imitant leurs peintres préférés, puis a continué à créer leur propre style et leur propre art. Création de votre propre style de jeu est aussi une merveilleuse chose à faire, mais cela pourrait prendre un certain temps. Tennis peut également être imité puis perfectionnée. Rechercher un joueur de tennis professionnel spécifique qui a le style de jeu que vous désirez. Alors lisez sur lui. Regarder leurs matchs à la télévision. Essayez d'imiter tous leurs détails, jusqu'à ce que vous maîtrisiez leur style de jeu. Lorsque vous le faites, assurez votre propre style en ajustant jusqu'à ce que vous sentiez à l'aise. Rappelez-vous, ne devenez pas une copie d'un autre joueur de tennis, il suffit de prendre ce qu'ils font le mieux et faire mieux.

LOI 24

LE TRÈFLE À QUATRE FEUILLES :

Trèfles à quatre feuilles, la patte de lapin chanceux, fers à cheval sont toutes des formes de charmes de bonne chance et ils ont tous vous apporter la bonne chance. La chance est importante dans le tennis ? Oui. Pourquoi ? Eh bien, parce qu'il y a seulement des choses que nous ne pouvons pas contrôler, peu importe ce que nous faisons. Pouvons-nous laisser la chance est le facteur décisif dans le résultat de notre match? Non, nous devons améliorer nos chances de faire les bonnes choses comme : préparer correctement pour un match, analyser adversaires, utiliser des stratégies adéquates, être positif et de rester concentré. Ce ne sont que quelques-uns, mais c'est un début. La chance vient à ceux qui le cherchent. Ne pas attendre le bon moment ou le bon match à jouer votre véritable potentiel. Faites-le dès maintenant. Commencez avec le tout premier point et continuer jusqu'à la fin du match comme ça vous saurez ce qui correspond et que les points ne sont pas venus sans un travail.

APPLICATION :

Faites votre propre chance et voir les résultats. La meilleure façon de faire votre propre chance à travers l'établissement d'objectifs. Choisissez des objectifs qui peuvent être mesurés. De cette façon vous pouvez voir votre amélioration et décider si des changements doivent être apportés à vos objectifs. Une fois que vous savez vos objectifs décidez comment vous allez les atteindre et écrivez cela dans votre journal. Ensuite, focalisez-vous sur des tâches quotidiennes qui vous aideront à atteindre vos objectifs principaux.

Écrivez vos tâches quotidiennes sur une fiche et l'emporter partout où vous allez. Chaque fois que vous êtes sur le point de faire quelque chose demandez-vous : « suis-je en train de se rapprocher de mon objectif ? " Si ce n'est pas le cas, cessé de le faire. Si c'est le cas, alors vous êtes sur votre chemin vers le succès.

Il s'agit d'un exemple simple :

Votre but peut être : " améliorer le pourcentage de mon premier service à 20 %. "

Maintenant décidez ce que vous devez faire pour rendre cette réalité :

Cherchez un expert pour qu'il évalue votre service

Pratiquer " X " fois de Services par semaine.

Mettre plus d'effet sur la balle.

Améliorer l'accélération.

Augmenter la force des jambes.

Utilisez les objectifs dans ma pratique

Maintenant transformer ces idées en objectifs quotidiens et les écrire sur une fiche afin que vous puissiez les vérifier plusieurs fois par jour.

LOI 25

HUMOUR POUR LES BRAVES :

Lorsque vous êtes dans des matchs serrés et les choses ne vont pas comme vous voudriez, vous avez tendance à être paresseux, négatif et insouciant. Comment certains joueurs utilisent ces moments pour se rendre plus fort? La plupart des erreurs d'inattention que vous faites dans les points importants se produisent en raison de la pression que vous ressentez. Une excellente façon de se débarrasser de cette pression est à travers l'humour. Chaque fois que vous faites une erreur rire niais à elle. Vous ne pouvez pas imaginer à quel point vous vous sentirez détendu et comment cela peut influer positivement sur votre jeu. Lorsque vous êtes dans la bonne humeur, la plupart des choses ont tendance à aller dans le sens que vous souhaitez. Oui, vous voulez toujours gagner et encore sentir la pression, mais le sourire ou rire à ces erreurs peut vous laissez compétitif. Lorsque vous êtes compétitif, vous combattez jusqu'à la fin et tout le monde peut le sentir. Ne prenez pas la voie facile de crier et de jeter votre raquette. Vous apprécierez le tennis plus si vous riez aux mauvais moments et de continuer vers les bons.

LOI 26

ALLEZ OÙ LE JEU DOIT ÊTRE :

Quand vous sentez que la pratique avec vos partenaires de tennis ou dans un certain centre de formation n'est tout simplement pas assez bon, trouvez d'autres alternatives. Si vous n'êtes pas en train d' améliorer votre niveau de jeu de la façon que vous souhaitez ou que vous voulez, il faut tout simplement entrer en concurrence sur une base régulière , aller là où la partie doit être . En d'autres termes, aller là où vous pouvez vous entraîner comme vous le souhaitez ou aller où vous pouvez rivaliser avec qui vous voulez. Si vous continuez à faire les mêmes choses, vous continuerez à obtenir les mêmes résultats. C'est à vous. Que voulez-vous faire avec votre tennis? Allez là où vous devez être.

LOI 27

DES SIMPLES ÉTAPES POUR FAIRE PLUS COMPLEXE :

Les vrais champions savent qu'il faut du temps pour devenir un grand joueur. Tout commence avec ces quelques étapes et se poursuit avec plus de petits pas, pas de bond. Tout ce que vous faites-vous semblera facile quand vous prenez votre temps. D'abord, vous apprendrez à servir 10 mph. Ensuite, vous apprendrez à aller un peu plus vite, dire 25 mph. Plus tard, vous allez à 50 mph. Enfin, après des étapes initiales successives, vous arrivez à 100 mph. La même chose s'applique dans le tennis. Ne soyez pas frustrés avec de lentes améliorations tant qu'ils sont progressifs. Ces petites améliorations sont la semence pour la croissance future. Vous voulez devenir un géant de tennis ? Alors, prenez des mesures simples vers la réussite.

LOI 28

LE DEUXIÈME SERVICE : PEUT BIEN VOUS SERVIR:

Le deuxième service peut vous faire ou vous briser en étant un joueur de tennis. Un bon deuxième service vous permet d'obtenir des points faciles ou au moins vous met dans une bonne position pour démarrer le point. Un mauvais deuxième service vous fera double faute souvent et permettez à votre adversaire de contrôler le point dès le départ. Pratiquez ces exercices utiles pour augmenter le pourcentage de votre deuxième service.

LOI 29

PAS DE CONFITURE, JUSTE DU PAIN ET DU BEURRE :

Apprenez à avoir des frappes et des coups clés que vous pouvez utiliser dans les situations critiques. Dans des situations de pression, notre corps et notre esprit essaient de collaborer pour faire un bon travail, mais parfois ils échouent, Quand notre esprit doit décider dans un laps de temps, il peut ne pas toujours prendre les bonnes décisions. Dans le tennis, il est essentiel de prendre des décisions précises ponctuelles, malgré le peu de temps qu'il est à la disposition. Une merveilleuse façon d'aider notre esprit à prendre des décisions en peu de temps est en prédéterminant ce que nous faisons lorsque nous sommes dans une situation de pression.

Un exemple de plan prédéterminé serait si vous avez décidé que quand vous avez besoin d'un point précis, vous frapper un coup d'approche et se précipiter au filet. Car c'est là que vous vous sentez plus à l'aise et moins de pression exercer sur vous.

Un autre exemple d'un coup prédéterminé serait si vous avez ouvert la cour avec un large coup puis terminé le point en frappant dans la cour ouverte. Il ya beaucoup de stratégies disponibles. La chose la plus importante à faire est savoir à l'avance ce que nous ferons quand nous avons besoin de maximiser notre chance ou de frapper dans une zone spécifique. De cette façon, notre esprit est libre de faire son travail et n'aura pas à se fatiguer par l'analyse et le calcul.

LOI 30

AVOIR DES ROUES

Jambes rapides, flexibles et puissants sont essentielles dans le tennis. Elles vous aident à se préparer pour les frappes des balles. Faites attention à elles. Avez-vous déjà remarqué que le tennis est un sport qui exige beaucoup de course ? Que se passerait-il si vous étiez deux fois plus rapide ? Pouvez-vous être préparé à la réception de la balle deux fois plus vite ? La puissance de vos coups vient de vos jambes. C'est votre base, où votre course commence et se termine.

LOI 31

VISEZ LE FUTURE

Apprenez à anticiper le jeu, le motif et le tempo de vos adversaires. Essayez d'être préparé avant que les choses se produisent. Rechercher des signes. Certaines personnes pensent que vous devez être rapide comme l'éclair sur le terrain, mais ils ne comprennent pas que la vitesse peut être améliorée en renforçant leur capacité à anticiper.

LOI 32

SOYEZ LE PREMIER ET LE DERNIER

Soyez le premier à venir au terrain et le dernier à quitter. Si vous voulez être mieux que les autres, entraînez-vous un peu plus que la moyenne d'entraînement des autres joueurs. Quand vous avez un match à jouer, venez tôt et préparez-vous avant de commencer et après le match est terminé , passer ce temps supplémentaire sur le terrain en réfléchissant sur la façon dont le match doit se produire.

LOI 33

JUGEZ-VOUS,-VOUS MËME

La plupart d'entre vous ne savent jamais comment vous jouez réellement. Vous entendez toutes sortes de commentaires sur la façon dont vous jouez et vous avez probablement une perception vague de ce que vous devez ressembler sur le terrain, mais ne vous voyez pas vraiment. La seule façon de savoir comment vous jouez est de voir vous-même. Cela peut être fait en ayant quelqu'un vous filmer quand vous jouez, puis regardez ce qu'il a filmé pour voir le «vrai vous ». Un téléphone cellulaire ou caméscope va faire le travail. Si vous n'en avez pas, emprunté un. Beaucoup de choses deviennent apparents quand cela est fait. Vous ne pouvez pas imaginer quel impact cela peut avoir sur votre vie de tennis. Il va changer la façon dont vous vous voyez toujours. Avoir quelqu'un qui vous filme à partir de différents angles et de distances, de sorte que vous pouvez avoir une meilleure perspective. Et jugez-vous même!

PLUS DE LIVRES PAR JOSEPH CORREA

1. Programme de formation en tennis pour Service plus fort

Ce DVD vous enseignera la manière de servir 10-20 mph plus rapide dans un programme de jour en jour de durée totale de 3 mois. Le meilleur programme de formation en service disposé sur le marché. Le Video comprend un programme de formation en 3 mois avec un manuelle en étape par étape.Le DVD va vous montré comment appliquer les exercices correctement ainsi que le processus que vous devez suivre afin de réussir le programme.

2. Cardio et jeu des gambe en tennis par Joseph Correa

Être en meilleure forme et améliorer votre mobilité dedans et en dehors du terain de tennis.

L'entrainnement de vos pied permettra d'améliorer considérablement et renforcer non seulement votre coeur mais aussi votre corps.

Un régime est fait pour les athlètes sincères quel que soit leurs niveau. Il devient plus rapide, plus fort, et plus agile dans le terrain ainsi que de voir une amélioration continue de l'accélération dans leurs coups de fond et services.

3. Yoga Tennis par Joseph Correa

Yoga Tennis par Joseph Correa est un excellent moyen pour améliorer votre souplesse et agilité dans le terrain. Atteindre plus de balles et avoir moins de blessures.C'est un excellent moyen pour gagner plus en travaillant sur une autre qualité de jeu.Le DVD dure environ 30 minutes. Utilisé par les joueurs de tennis amateurs et professionnels pour améliorer leur jeu et persister plus longtemps dans les matches.C'est le meilleur moyen pour qu'un joueur de tennis devient plus flexible et se débarrasser des blessures de genou, épaule, cuisse, mollet, et quadriceps.Vous serez heureux quand vous démarrez !

Il s'agit d'une version révisée de notre MBS Yoga Tennis 2012.

4. Le régime Vilcabamba

Un tres bon livre et exercices d' alimentation pour être en forme mais également vivre plus longtemps. Il est basé sur le mode de vie des gens d'un village en Equateur appelé "Vilcabamba" où la plupart de ses habitants vivent plus longtemps que la moyenne mondiale et qui sont en très bonne forme. Idéal pour les athlètes!

5. Tennis Abs par Joseph Correa

Tennis Abs est un excellent moyen de renforcer votre coeur pour émettre un service plus puissant,des coups droits, des revers ainsi que des volée plus forts.

Avoir la serie ABS est la clé pour un meilleur jeu. Ce DVD fonctionne sur de nombreux types exercices pour des sit-ups, les abdominaux latéraux et le dos, que vous ne trouverez pas dans d'autres vidéos de musculation. Sentez-vous confiant lorsque vous changez votre chemise ou en frappant la balle plus fort!

www.ingramcontent.com/pod-product-compliance
Lightning Source LLC
Chambersburg PA
CBHW070759300326
41914CB00053B/732